NOUVEAU PROCÉDÉ

D'EXTRACTION DE CATARACTE

EXTRACTION LINÉAIRE EN DEUX TEMPS
COMBINÉE AVEC L'IRIDOTOMIE

PAR

Le Docteur RABEJAC

Chirurgien-Oculiste

Ancien Chef de Clinique ophthalmologique

A PARIS CHEZ L'AUTEUR

13, BOULEVARD VOLTAIRE, 13

1880

NOUVEAU PROCÉDÉ

D'EXTRACTION DE CATARACTE

EXTRACTION LINÉAIRE EN DEUX TEMPS
COMBINÉE AVEC L'IRIDOTOMIE

PAR

Le Docteur RABEJAC

Chirurgien-Oculiste

Ancien Chef de Clinique ophthalmologique

A PARIS CHEZ L'AUTEUR

13, BOULEVARD VOLTAIRE, 13

1880

NOUVEAU PROCÉDÉ

D'EXTRACTION DE LA CATARACTE

La cataracte est l'opacité du cristallin. Cette opacité varie par sa forme, son étendue, sa consistance, et de là les diverses espèces auxquelles on a donné les dénominations suivantes : cataracte zonulaire, ponctuée, molle, dure, à noyau, capsulaire, capsulolenticulaire, etc. — Toutes ces dénominations utiles au point de vue du diagnostic et de la clinique ne présentent pas une bien grande importance, quant au mode de traitement. — Elles peuvent, en effet, être opérées toutes par mon procédé.

Élève d'un grand maître dans l'art de guérir les maladies des yeux, j'ai dû suivre sa méthode pendant de longues années avant de pouvoir profiter de mon expérience personnelle. N'ayant jamais été partisan des méthodes longues et compliquées trop souvent mises en usage dans la pratique, je me suis efforcé surtout de rendre les manœuvres opératoires de courte durée pour qu'elles fussent supportables pour tout le monde, même pour les personnes les plus pusillanimes. Le malade demande toujours à être vite guéri, et surtout par un procédé qui lui évite des souffrances. Je ne crains pas de dire ici que je suis arrivé à ce résultat par mon procédé, qui n'a rien de difficile pour le chirurgien et auquel le malade trouve les avantages suivants : Briéveté dans la manœuvre opératoire, absence de douleur et certitude d'une guérison rapide.

Longtemps j'ai employé la trop longue méthode d'extraction linéaire combinée avec l'iridectomie. Ce procédé, qui est celui de Liebreich, consiste à faire la keratotomie inférieure, l'iridectomie, la kystotomie ou la déchirure de la capsule antérieure, et enfin l'expulsion de la cataracte par les pressions qu'on exerce habituellement sur certains points du globe oculaire. — En un mot, il comprend quatre temps bien définis, bien distincts. — Ma méthode, qui n'est qu'une modification de cette dernière, n'en comprend que deux. Je vais en donner une description succincte, mais suffisante pour qu'on puisse bien établir la différence qui existe entre les deux manuels opératoires. — Et l'on verra que je n'ai point cherché à compliquer, comme beaucoup de mes confrères ont tendance à le faire, mais à rendre, au contraire, l'opération simple et facile pour l'opérateur et peu douloureuse pour le malade, qui a toujours grande hâte d'en finir avec une opération qu'il lui coûte beaucoup de subir.

Le temps que je mets à opérer une cataracte par

mon procédé à deux temps ne dépasse certainement pas une minute. C'est, du reste, à la briéveté elle-même de l'opération, exempte de tout traumatisme violent, que j'attribue les résultats favorables que j'obtiens.

La description fera mieux comprendre que tout ce que je pourrais dire quelle peut-être la durée de cette opération.

Le malade est couché sur le dos dans le lit où il doit reposer après l'opération.—On peut opérer sur une chaise ou un fauteuil, mais je préfère que le patient soit couché pour n'avoir pas à le déshabiller une fois l'opération faite. J'ai toujours eu à me louer de cette conduite qui, du reste, est plus agréable aux malades eux-mêmes; ils se sentent mieux armés contre les mouvements qu'ils craignent toujours de faire, de peur de faire quelque imprudence, et faire ainsi manquer l'opération.

L'opérateur est placé debout derrière la tête du malade pour l'œil droit, et au côté gauche, s'il s'agit de l'œil gauche; s'il opère l'œil droit, il saisit la paupière supérieure avec l'index de la main gauche, pose légèrement le medius dans l'angle interne de l'œil sur la sclerotique, de façon à retenir l'œil en dehors. — L'œil est ainsi maintenu dans une bonne position pour que la cornée soit aussi complétement libre que possible. — Chez certains malades nerveux et surtout pusillanimes, on remarque une contraction forcée du muscle orbiculaire qui fait remonter un peu la paupière inférieure sur le bord inférieur de la cornée, vers l'angle externe de l'œil ; mais cet état ne présente jamais un obstacle sérieux à l'opération. — L'œil étant ainsi maintenu, et c'est chose facile pour celui qui a la main quelque peu exercée, l'opérateur, qui tient de la main droite le keratotome de Grœffe, le plonge dans la chambre antérieure en ponctionnant au niveau de l'union de la sclerotique et de la cornée pour en diriger la pointe vers le centre de la cristalloïde antérieure. Arrivé là, par un mouvement habilement imprimé à l'instrument, il déchire la cristalloïde. — Dès que celleci est ouverte, le keratotome est immédiatement poussé dans la direction du point choisi pour la contre-ponction, en passant derrière l'iris. — L'iris qui est légèrement projeté en avant par la sortie d'une petite quantité d'humeur aqueuse, laisse facilement passer la pointe du keratotome qu'on dirige vers sa face postérieure. Là, il perfore l'iris et la cornée, soit au niveau de la ligne sclerotico-cornéenne, soit un peu en avant de cette ligne, selon l'étendue qu'on veut donner à la section. — La contre-ponction faite, et l'on voit qu'elle embrasse l'iris et la cornée, il ne reste plus qu'à faire la section que j'appellerai kerato-iridienne, puisqu'elle embrassera, elle-aussi, ces deux membranes. — Je termine ce temps de l'opération en soulevant la pointe de l'instrument de Grœffe, et je fais en sorte que l'incision soit aussi droite que possible.

Ce premier temps étant accompli, et il comprend à lui tout seul les trois premiers temps de l'opération de Grœffe, section de la cornée, de l'iris et de la cristalloïde antérieure, l'opérateur prie le malade de fermer les paupières comme pour dormir; au bout de quelques secondes de repos, le malade rouvre les yeux, et au moyen de la curette de Daviel, l'opérateur exerce une légère pression à peu de distance de la lèvre inférieure de la plaie cornéenne, fait basculer la cataracte qui sort ordinairement, avec d'autant plus de facilité, que le premier temps de l'opération a été mieux exécuté. — Quand l'accouchement de la cataracte se fait avec quelque difficulté, on peut exercer une légère pression avec l'indicateur de la main gauche par une légère friction répétée à travers la paupière supérieure. J'ai toujours soin d'évacuer le plus possible de substance corticale pour n'avoir pas à redouter les inflammations ultérieures.

Le cristallin, dans son mouvement de bascule, porte son bord inférieur en avant contre la face postérieure de l'iris et vient tout naturellement s'engager dans la plaie cornéenne. Une légère pression exercée par l'index de la main gauche suffit pour faire sortir le cristallin. Les masses corticales, quand il y en a, accompagnent celui-ci et sortent en même temps que lui.

L'iris, dans le mouvement ascentionnel de la cataracte, est poussé en avant, mais n'est jamais tiraillé

comme dans les autres procédés (extraction à lam-
beau, extraction linéaire sans indectomie). S'il est
parfois engagé entre les lèvres de la plaie, l'opérateur, une fois la cataracte extraite, doit le faire
entrer, soit avec les doigts par une légère friction, à
travers les paupières, soit avec l'extrémité de la
curette de Daviel. Tous ces petits soins s'exécutent
toujours aisément et sans la moindre douleur.

Enfin, quand l'opération est terminée, j'applique
sur les deux yeux un bandeau compressif qui se
compose d'un linge de toile au dessus duquel je place
un gâteau d'ouate fine, le tout maintenu par une
bande de tricot élastique ou une pointe légère. —
Toutefois, je dois ajouter qu'il est important d'instiller deux à trois gouttes d'atropine immédiatement
après l'opération et après s'être assuré, au préalable,
si l'iris ne fait pas hernie et a bien repris sa place
naturelle. — Le pansement fait, je laisse le malade
couché dans une chambre à demi-éclairée pendant
quarante-huit heures, après quoi j'enlève le bandeau
compressif qui peut dès lors, sauf quelques cas
particuliers, faire place à un bandeau flottant. Tous
les jours, à partir du moment où l'on enlève le bandeau
compressif, on instille quatre à cinq gouttes d'atropine
à cinq minutes d'intervalle l'une de l'autre, et l'opéré
n'a plus qu'à attendre la guérison, qui ne tarde pas à
s'effectuer généralement au bout de quelques jours.
— Tant que l'œil présente un peu de rougeur, je
fais garder le bandeau flottant et instiller les gouttes

d'atropine. Je ne conseille jamais l'usage des lunettes à cataracte avant un mois ou six semaines après l'opération.

L'acuité visuelle, par ce procédé, est aussi parfaite que par n'importe quel autre procédé et il n'expose pas à beaucoup près aux mêmes dangers. — La manœuvre opératoire ne présente rien de difficile et le malade y gagne beaucoup, en ce que l'opération en deux temps est bien plus courte et moins douloureuse que celle à trois ou même à quatre temps. — Je pense avoir suffisamment décrit ma méthode pour convaincre ceux de mes confrères qui auront bien voulu me lire, qu'elle est en tout point préférable à toutes celles qui nécessitent de longues manœuvres.

Il est maintenant certains points de pratique essentiels que je vais examiner. Et d'abord :

1° *Est-il nécessaire de faire subir au malade qu'on doit opérer une préparation à l'opération?* Généralement, on n'a pas du tout besoin d'une préparation quelconque. Une légère purgation peut être utile dans les cas de constipation opiniâtre ou quand il y a des signes manifestes de congestion vers l'encéphale. Il est toujours utile d'instiller quelques gouttes d'atropine dans l'œil à opérer, la veille de l'opération ou tout au moins vingt minutes ou une demi-heure avant l'opération, pour obtenir une dilatation aussi grande que possible de la pupille et rendre ainsi la cataracte très apparente. Dans les neuf dixièmes des opérations que j'ai pratiquées, il m'a

.suffi d'instiller une goutte vingt minutes environ avant l'opération pour obtenir une dilatation suffisante ;

2° *Quel saison doit-on choisir pour|se faire opérer?* Il est une méthode qu'on ne doit jamais employer dans les grandes chaleurs, c'est l'extraction à lambeau. Elle dispose à la suppuration de la cornée, — du reste, je ne l'emploie jamais. — L'extraction linéaire à deux temps, grâce à sa simplicité, peut se pratiquer dans tous les temps, aussi bien par les plus grandes chaleurs, que par les froids les plus rigoureux;

3° *A quel âge doit-on se faire opérer?* Il n'y a pas de limites pour l'âge, et l'on peut opérer aussi bien un enfant qu'un vieillard qui aurait quatre-vingt-dix ans. — A cet âge extrême, on obtient plus souvent qu'on ne le pense généralement de bons résultats, surtout par mon procédé. — Les enfants doivent être opérés de bonne heure, pour tâcher d'obtenir le plus d'acuité visuelle possible;

4° *A quel moment la cataracte est-elle mûre et peut-elle être opérée?* Pour les cataractes à noyau, on peut opérer de bonne heure, c'est-à-dire quand le malade ne voit plus qu'à grand'peine à se conduire. — Ces cataractes, qui sont les plus fréquentes, restent quelquefois stationnaires pendant plusieurs années et il est bon d'en débarrasser les malades, surtout quand ceux-ci se trouvent dans des conditions d'existence telles qu'ils ont besoin de leurs yeux pour vaquer à leurs occupations. — L'opération est, dans ces cas, sans danger, malgré le préjugé qui est très en honneur dans les campagnes, qu'on ne doit opérer la cataracte que quand la vue est totalement perdue. Les cataractes molles exigent une plus grande maturité, l'expulsion de la substance corticale présentant toujours plus de difficultés que pour les cataractes à noyau. — Il faut, dans ces dernières surtout, veiller à la sortie aussi complète que possible de la substance corticale pour ne pas exposer l'œil aux inflammations par contact qui en sont la suite, l'iritis par exemple ;

5° *Quand les deux yeux sont cataractés, doit-on les opérer tous deux ?* Je refuse d'opérer les deux yeux dans une même séance, et je choisis celui qui me paraît devoir posséder après la guérison le plus d'acuité visuelle ;

6° *Lorsqu'un œil est cataracté et que la cataracte commence à se former sur l'autre,* il est bon d'opérer pour éviter au malade de passer à travers une demi-cécité toujours longue et désagréable. — Je rends à l'œil cataracté son acuité visuelle pour que le malade puisse en jouir pendant que l'autre œil se perd. — En agissant ainsi, j'évite au malade d'être jamais complétement aveugle, alors qu'il était menacé de le devenir à une plus ou moins courte échéance.

CONCLUSION

L'avantage de mon procédé sur tous ceux employés jusqu'à ce jour c'est qu'il s'exécute en deux temps seulement, que l'opération est de très courte durée, peu ou point doulouloureuse et qu'elle est supportée par les personnes les plus craintives. — L'instrument de Grœffe et la curette de Daviel sont les seuls instruments dont je me sers. — Je n'ai jamais besoin d'aides. — Je n'emploie que très exceptionnellement le blepharostat. — La pince à fixation, le kystitome, la pince et le ciseau à iridectomie sont autant d'instruments devenus inutiles par la simplicité même que j'ai donnée à mon procédé.

Noms et adresses de quelques personnes que j'ai opérées de la cataracte et auprès desquelles on pourrait prendre des renseignements :

M. Borné-Lagautrière, 72 ans, de Cerdon (Loiret).

M. Lecomte, 81 ans, rue des Trois-Maries, à Orléans (Loiret).

M. Carré, rue aux Ligneaux, n° 7, à Orléans (Loiret).

M. Barré (Maurice), de Baule (Loiret).

M. Sallé (Napoléon), à Orléans.

Mme Lebatteux, à Orléans.

M. Delaloy, à Saint-Denys-de-l'Hôtel (Loiret).

Mme Doyneau, à Baccon (Loiret).

Mme Ruffier, à Sully-sur-Loire (Loiret).

M. Lanson, à Sarran (Loiret).

M. Lubin, à Orléans.

M. Lieutaud, 82 ans, rue de la Main-qui-File, 10, à Orléans (Loiret).

M. Marquenet, chaudronnier, à Jaunes (Loir-et-Cher).

M. Lubin-Lenormand, à Coulmiers (Loiret).

M. Adolphe Guérin, à Orléans.

M. Louis Janvier, à Tigy (Loiret).

M. Chabert-Robaud, à Saint-Denis-en-Val (Loiret).

Mme Richer-Blondeau, à Sully-sur-Loire (Loiret).

M. Cottin, à Saint-Ay (Loiret).

M. Rousseau (Jacques), à Auzouer-s.-Loire (Loiret).

M. Brinon (Pierre), à Férolles (Loiret).

M. Deveau père, chez son fils, à Orléans, rue du Bœuf-Saint-Paterne, n° 18.

Mme Bruneau, faubourg-St-Jean, n° 108, à Orléans.

M. Gitton (François), cultivateur, à Auzouer-s.-Loire (Loiret).

M. Magnon, dit Cani, rue des Briquetteries, à Gien (Loiret).

Mme Hodeau-Bardin, à Coullons (Loiret).

Mme Prochasson (Louise), 80 ans, aux Bondons, près Gien (Loiret).

M. Charles Darchy père, à Blancafort (Cher).

M. Baudoin (Honoré), propriétaire de l'hôtel des Anges, à Sully-sur-Loire (Loiret).

Mme Joly (Etienne), à Montaloué, près Gien (Loiret).

Mme Clermontet (Gilbert), à la Celle-sur-Loire (Nièvre).

Mme Osselin (Eugène), à Bray (Loiret).

M. Denis Brondeau, à Châtillon-sur-Loire (Loiret).

M. Armand Boutron, à Faverelles (Loiret).

M. Paillard-Alexandre, à Rinson-de-Blancafort (Cher).

M. Blondeau, 72 ans, à Coullons (Loiret).

Mme Veuve Gauthier, fermière, à Saint-Maurice-sur-Fessard (Loiret).

M. Louis Souchet, 72 ans, à Laborde, commune de Courtampierre (Loiret).

M. Cachon (Robert), à Melleroy (Loiret).

M. François Carrignon, à Mignerettes (Loiret).

M. Connet (André), 73 ans, aux Jeannets, près Châteaurenard (Loiret).

M. Simon (Louis), à Laddon (Loiret).

Mme Gudin, faubourg de Lyon, à Montargis (Loiret).

Mme Royer, à Montargis, place du Marché.

Mme Veuve Delbos, rentière, à Chuelle (Loiret).

M. Pelletier (Dominique), à Bondaroy, près Pithiviers (Loiret).

M. Emilien Guérin, à Chilleurs-aux-Bois (Loiret).

M. Legendre Hardouin, à Autruy, canton d'Outarville (Loiret).

M. Chaumette (Pierre), 60 ans, à Bouzonville-aux-Bois, près Pithiviers (Loiret).

Mme Veuve Brimbeuf, rentière, à Ormes, commune de Beaune-la-Rollande (Loiret).

M. Bosseray (Eugène), à Auxy (Loiret).

M. François Mouron, rue des Fossés, à Briare-le-Canal (Loiret).

M. Jacques Bernot, à Ousson-sur-Loire (Loiret).

M. Jean Chatouillat, à Faverelles (Loiret).

M. Louis Fiette, à Amilly (Loiret).

M. Viltard (Pierre), à Aizecourt-le-Bas (Somme).

M. Dole (Jules), à Cappy (Somme).

M. Daussin (Séverin), à Licourt (Somme).

Mme Berthe Artus, à Combles (Somme).

M. Desaleux, propriétaire, rue Joinville, 53, à Laval (Mayenne).

Mme Veuve Bardoux, rue de Beauvais, 38, à Laval (Mayenne).

M. Tricot (Isidore), à Laval (Mayenne).

M. Gandon, à Saint-Germain-le-Fouilloux (Mayenne).

M. Desalay-Tugald, 76 ans, à Cosse-le-Vivien (Mayenne).

M. Bodinier (Julien), a Simplé (Mayenne).

Mlle Jeanne Fortin, 72 ans, rue de la Chapelle, 33, à Laval (Mayenne).

Mme Trillon (Jacques), à Andouillé (Mayenne).

Mme Cordier, rue Joinville, 24, à Laval (Mayenne).

M. Delaunay (Jean), à Chemazé, près Château-Gonthier (Mayenne).

M. Droué, jardinier, rue du Mans, 60, à Laval (Mayenne).

Mlle Gruau (Lucie), rue de Rennes, n° 8, comunauté de Nazareth, à Laval (Mayenne).

M. Dartige père, opticien, rue Joinville, 21, à Laval (Mayenne).

Mme Veuve Charrel, au Horps (Mayenne).

M. Narcisse (Maurice), à La Chapelle-Anthenaise (Mayenne).

M. Lhuissier (François), fermier à la cour de Vautortes (Mayenne).

M. Logeais (Michel), à Simplé (Mayenne).

M. Paugé-Ansbert, à Bertouville, canton de Brionne (Eure).

Mme Morat, à Cluny (Saône-et-Loire).

M. Chapuis, ancien bourrelier, à Sennecey-le-Grand (Saône-et-Loire).

Mme Jaquemin, à Bar-le-Duc (Meuse).

M. Meillan, à Semallée, près Alençon (Orne).

M. Robillard, à Moutiers-au-Perche (Orne).
M. Bayard (Adolphe-Joseph), à la Bouteille (Aisne).
M. Bourgeat, à Crouy (Loir-et-Cher).
Mme Veuve Deroy, aux Guilbadières, commune de Montereau (Eure-et-Loir).
Mme Veuve Courtois, rue du Grand-Faubourg, 102, à Chartres (Eure-et-Loir).
M. Blanchard-Bardin, à Vierzon-les-Forges (Cher).
M. Gaultier (Joseph), rue Montorgueil, 15, à Paris.
M. Schlouppe, rue des Remparts, 8, Paris.
Mme Frichu-Gilles, à Pierres, près Maintenon (Eure-et-Loir).

Dernièrement jai eu occasion d'opérer une dame agée de 86 ans, Mme veuve Ménager, à Chilleurs-aux-Bois (Loiret). Cette dame voit bien clair et se conduit elle-même dans le pays, malgré son âge avancé, au grand étonnement de la population.

Dr RABEJAC

13, Boulevard Voltaire.

525.—Paris.—Imp. française et anglaise de Charles Schlaeber, 257, rue Saint-Honoré.

PARIS

IMPRIMERIE FRANÇAISE ET ANGLAISE DE CHARLES SCHLAEBER

257, RUE SAINT-HONORÉ, 257